RELATION

D'UNE

ÉPIDÉMIE DE FIÈVRE TYPHOÏDE

A ROMAGNÉ

(COMMUNE DE SAINT-XANDRE)

DEUX OBSERVATIONS MÉDICALES

PAR LE Dʳ PURREY

LICENCIÉ ÈS-SCIENCES

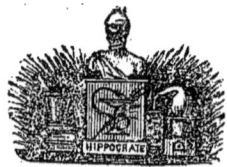

LA ROCHELLE

IMPRIMERIE A. SIRET, RUE DE L'ESCALE, 23

1888

ÉPIDÉMIE DE FIÈVRE TYPHOIDE

Du village de Romagné (commune de Saint-Xandre)

En 1886

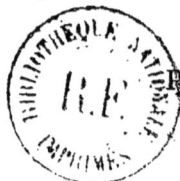

PAR LE DOCTEUR PURREY.

Depuis que j'exerce la médecine à Saint-Xandre, soit pendant deux ans, j'ai eu à soigner soixante et dix-neuf cas de fièvre typhoïde, ainsi répartis :

1885. — Mai, 3 ; juin, 2 ; juillet, 2 ; août, 1 ; septembre, 2 ; octobre, 2 ; novembre, 1 ; décembre, 0.

1886. — Janvier, 1 ; février, 0 ; mars, 0 ; avril, 1 ; mai, 1 ; juin, 2 ; juillet, 4 ; août, 9 ; septembre, 13 ; octobre, 23 ; novembre, 8 ; décembre, 4.

1887. — Janvier, 4 ; février, 4.

Il me paraît résulter de ces chiffres que :

1° La fièvre typhoïde existe dans le pays à l'état endémique.

2° Il y a eu une recrudescence ou épidémie du mois d'août au mois de décembre 1886.

Lieux où a sévi l'épidémie.

La maladie a frappé quelques rares personnes à Saint-Xandre même, à la Sauzaie, à Dompierre-sur-mer, à Chagnolet, aux Brandes, à Puilboreau, à la Motte, en un mot dans tous les environs. Mais le plus durement frappé a été le village de Romagné situé sur la route d'Esnandes à Saint-Xandre, à environ huit cents mètres de ce dernier village.

Romagné compte quinze feux groupant quarante-neuf habitants. Dans l'espace de quatre mois vingt-huit ont eu la fièvre typhoïde, soit 57.15 p. %.

Mode du début, formes et terminaisons.

DÉBUT. — Le premier malade du village, le sieur H. M. a commencé, comme cela a lieu habituellement à avoir la tête lourde, à être mal à l'aise, à avoir la bouche mauvaise. etc., etc. C'est peu à peu que les symptômes typhiques ont fait leur apparition. Il en a été de même pour sa femme, pour les enfants du village qui ont été malades et, en général pour toutes les personnes (femmes) qui, ne travaillant pas au dehors, n'étaient pas exposées à avoir des affections *a frigore*.

Les hommes qui travaillaient au dehors, sous la pluie, au mauvais temps, ont presque tous, commencé par avoir, soit des douleurs rhumatismales, des névralgies, soit des bronchites ou des accès de fièvre périodiques, qui sont fréquents dans le pays. *C'est sur cette affection primitive a frigore que s'est greffée la fièvre typhoïde.* Il semble que l'organisme, capable de résister dans l'état de santé à l'influence morbide, ne peut plus le faire dès que l'intégrité des organes ou leur bon fonctionnement sont atteints.

FORMES. — La forme de la maladie, dans cette épidémie a été adynamique. Je n'ai eu que deux cas de forme ataxique.

Un certain nombre de malades l'ont été légèrement. Ils ont eu ce que j'appellerai comme la plupart de mes confrères du pays un *état muqueux* caractérisé par le catarrhe des voies digestives avec anorexie, dyspepsie absolue si le malade s'obstine à vouloir manger ; diarrhée rarement ; constipation le plus souvent ; peu ou pas de symptômes fébriles ; un état général peu grave (faiblesse, lourdeur de tête et bourdonnements d'oreilles).

Cet état muqueux est fréquent dans le pays ; je l'ai vu fréquemment succéder à la fièvre typhoïde. J'ai vu dans un cas où j'ai eu l'occasion de montrer le malade à un confrére, succéder à un état muqueux deux fièvres typhoïdes, dont une mortelle, parmi les parents qui habitaient avec la malade et la soignaient.

Au point de vue de la forme et de la gravité, les vingt-huit cas que j'ai soignés à Romagné, se subdivisaient ainsi :

Forme adynamique................. 21

Forme ataxique... 2

Etats muqueux 5

Dans deux des cinq états muqueux que je cite, le malade était le second frappé dans la maison, le premier l'étant gravement. Dans les trois autres cas, le malade était le troisième atteint, les deux autres l'étant gravement.

Ces malades ont-ils une plus grande force de résistance ? Le virus (?) a-t-il perdu de sa force à la fin de l'épidémie ou le malade s'y est-il habitué ? Je ne puis que poser la question.

Dans la plupart des cas caractérisés il y a eu des saignements de nez et des bourdonnements d'oreilles ; dans la moitié des cas environ les taches rosées ont manqué.

TERMINAISONS. — La terminaison de tous les cas de Romagné a été favorable. Il en est de même de ceux de Saint-Xandre, de la Ribottelière, de la Sauzaie et de Dompierre. Un jeune homme des Brandes, âgé de quinze ans, est mort le quatorzième jour de la maladie.

TRAITEMENT. — Le traitement suivi était le suivant :
Purgatif salin tous les deux jours ;
Sulfate de quinine 0.40 deux jours sur quatre (adulte) ;
Quinquina sous forme de tisane ;

Bouillon, potages, lait, jus de viande ;

Vin le plus possible (jusqu'à 75 centilitres par 24 heures).

Thérapeutique symptomatique suivant les particularités ou les accidents.

MESURES HYGIÉNIQUES. — Les mesures hygiéniques ont été les suivantes :

Enterrer les matières loin des maisons.

Tenir continuellement dans les vases une solution de sulfate de cuivre ou de sulfate de protoxyde de fer.

Aérer les appartements.

Changer les malades de linge le plus souvent possible.

Recommandation aux parents de se relayer auprès des malades et de sortir chaque jour quelques heures au dehors.

(N. B. — Je n'ai pu obtenir l'usage des filtres.)

Causes de la maladie.

Avant d'entreprendre l'étude des causes générales qui, à mon avis déterminent la présence de la fièvre typhoïde à l'état endémique dans le pays et de celles qui ont déterminé l'apparition de l'épidémie de Romagné, je crois devoir citer quelques cas particuliers qui ne rentrent pas dans la même catégorie que les autres et me paraissent cependant offrir un certain intérêt.

CAS PARTICULIERS. — Le premier est celui du sieur C..., de Dompierre, qui habite tantôt Dompierre, tantôt la Rochelle, où il a un emploi. Le sieur C... est âgé aujourd'hui de trente-et-un ans. Il fut soigné il y a trois ans par M. le docteur Laurent pour une fièvre muqueuse légère. L'année suivante je l'ai soigné pour cette même maladie qui a été, d'après ce que m'a dit son entourage, beaucoup plus sérieuse que celle de l'année précédente. Enfin il vient d'avoir, il y a quelques mois, une fièvre typhoïde à forme adynamique très grave. Ainsi, trois années de suite, à peu près à la même époque, cet homme a eu des manifestations typhiques. Or il est employé au canal de la Rochelle à Marans ; *chaque fois qu'il a été atteint de la maladie il venait de travailler plusieurs jours à l'enlèvement des vases du canal.*

Un jeune homme de vingt ans, originaire de Romagné, domestique à Esnandes (à cinq kilomètres de Romagné), est venu voir sa mère malade, un dimanche et est resté quelques heures auprès d'elle. Quelques jours après il revenait chez ses parents et je le soignais pour une fièvre typhoïde à forme adynamique.

Même chose est arrivée à un autre jeune homme du même village, loué également dans les environs. Ne peut-on pour les deux cas invoquer la contagion directe ?

CAUSES GÉNÉRALES. — Je vais passer en revue maintenant les conditions de modalité du pays qui peuvent être regardées comme causant la fièvre typhoïde. Je signalerai ensuite les conditions topographiques et climatériques qui me paraissent avoir exagéré cette modalité à Romagné et y avoir déterminé l'épidémie dont je m'occupe.

DE L'ENDÉMIE. — VOISINAGE DES PUITS ET DES FUMIERS. — Les puits sont situés auprès des maisons, de même que les fumiers. Souvent le fumier n'est pas à un mètre du puits ; parfois il est adossé à la margelle. Au-dessous du fumier il existe parfois un pavage, le plus souvent rien du tout. Les fermes qui possèdent une fosse à purin se comptent. Il en résulte que le purin ne s'écoule que difficilement, stagne le plus souvent et s'infiltre dans la terre et souvent dans la pierre. La constitution géologique du sol et le mode de construction des puits facilitent singulièrement les infiltrations.

L'épaisseur de la couche de terre végétale varie de quelques centimètres à quelques décimètres. Souvent la pierre qui constitue le sous-sol affleure à l'air. C'est un calcaire secondaire présentant une stratification très marquée avec une grande tendance à se diviser en feuillets. Or, les strates ne sont pas horizontaux, mais toujours plus ou moins inclinés. D'un autre côté, cette pierre est spongieuse, gélive, et se laisse facilement pénétrer à de grandes profondeurs par les racines des plantes qui croissent à sa surface.

Il n'y a point de sources dans ce calcaire. Les puits sont alimentés uniquement par les infiltrations qui se font à travers la pierre (banche dans le pays). Ils sont creusés dans cette pierre qui n'est revêtue d'aucun crépissage, lequel empêcherait les suintements. Au dessus d'elle, seulement, là où commence la terre végétale commence aussi la maçonnerie de la margelle.

Le pays est généralement plat ; l'écoulement des eaux se fait difficilement et lentement. Une grande partie traverse la terre végétale et arrive sur la banche. Là, quand elle rencontre un puits, elle dissocie le mortier qui unit les pierres de la maçonnerie à la banche et finit par pénétrer dans le puits directement. Ailleurs elle suit les strates inclinées et arrive par les fissures de la pierre, non filtrée, dans le puits, surtout auprès de la partie supérieure où sont souvent des plantes qui désagrégent les parois du puits.

La conséquence de cet état des puits, du voisinage des fumiers, de la constitution du sous-sol, du manque de pente du terrain, est que, dès qu'il pleut d'une façon un peu continue, l'eau de la plupart des puits est colorée en roux (brun) par le purin.

C'est ici le moment de faire remarquer que presque aucune maison ne possède de latrines ; que tout se fait et se dépose au fumier. Je n'ai donc pas à insister sur ce point, qu'à la suite de toute pluie un peu forte, la plupart des eaux bues contiennent des matières animales et végétales en décomposition provenant d'excréments humains et du fumier des animaux.

DE L'ÉPIDÉMIE. — Ces conditions existent également à Romagné, mais avec des circonstances topographiques aggravantes, favorisées au moment de l'épidémie par des conditions météorologiques spéciales.

Comme je l'ai dit plus haut, le village de Romagné est situé sur la route de Saint-Xandre à Esnandes. Cette route se dirige à peu près du sud au nord. Si l'on quitte le village pour aller à Saint-Xandre (côté du midi) on est obligé de monter une côte jusqu'au Moulin des Giraudets ; pour aller à Esnandes (côté du nord) d'en monter une autre jusqu'à cinquante mètres environ au-delà de la maison H (voir le plan annexé). Du côté de l'ouest, le terrain s'élève jusqu'à la Ribottelière et au-delà. Du côté de l'Est seulement, cette espèce de vallon a une pente descendante. *Cette pente est à peine marquée.*

Il résulte de cette disposition que dans le vallon où est situé ce village, passent toutes les eaux qui tombent sur le versant Ouest des terres de la Ribottelière. Ces eaux passent sous la route de Saint-Xandre à Esnandes et suivent un fossé qui passant au nord des maisons Te, TG, L, Ba, VN, se dirige vers Trentevent et la Sauzaie. A l'Est il recueille les eaux du village, eaux ménagères et eaux pluviales.

Ces eaux sont amenées à ce fossé par un caniveau qui, prenant à la route borde la maison Ta, s'infléchit au nord, borde à un mètre environ le puits PC1, longe la façade du midi des maisons L, Ba, VN, passe presque à toucher le puits PN et s'infléchit de nouveau au nord pour rejoindre le fossé chargé d'écouler les eaux pluviales.

Les puits qui desservent cette partie du village sont au nombre de cinq : Pt dans la cour de la maison Ta (ne sert que pour les animaux) PC1 et PC2, deux puits communs fournissant aux maisons MV, MH, Te, TG, FM, R, Bo, Ta ; Pnl fournissant aux maisons L et Ba ; Pn fournissant aux maisons VN et Mc.

Les fumiers qu'on trouve auprès des maisons sont : celui de

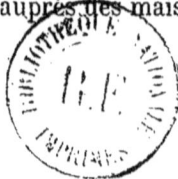

la maison MV, considérable, situé au couchant de la route; le fumier Ta, considérable et situé au nord de la maison Ta ; le fumier Te à côté du puits PC2 ; les fumiers des maisons L et Ba situés au nord des jardins de ces maisons ; le fumier VN au midi de cette maison borde le caniveau.

Lorsqu'il pleut, les eaux qui lavent le fumier MV suivent le ruisseau au nord des maisons ; celles du fumier Ta vont à la route ; et, de là, bordant l'ouest de la maison Ta vont rejoindre le caniveau ; celle des fumiers Te, L, Ba s'infiltrent sur place ; celles du fumier VN vont au caniveau qui le borde.

Ce caniveau, dans la plus grande partie de son parcours n'est pas tapissé par des cailloux de pavage ou des pierres ou briques cimentées ; il est pavé, presque partout, de pierres du pays concassées et simplement étendues au rateau. Il en résulte que ces pierres se réunissent au fond du caniveau et constituent un nouvel obstacle à l'écoulement des eaux déjà entravé par le peu de pente du terrain.

Aussi, dès que des pluies un peu continues et abondantes viennent à tomber, les eaux du caniveau sortent de leur lit, inondent tout le terrain avoisinant à peine plus élevé et vont baigner la margelle des puits, formant un cloaque de terre et d'eau au milieu des maisons. Peu de jours après les eaux des cinq puits mentionnés ont pris la couleur du purin et sont devenues rousses.

La fin de l'été et le commencement de l'automne 1886 ont été signalés par des pluies continuelles et très abondantes. Pendant plusieurs mois les eaux de tous les puits de cette partie du village ont été brunes. *Ces pluies me paraissent être la cause déterminante de l'épidémie,* la disposition des lieux, l'état des puits, l'habitude de déposer les ordures au fumier et la constitution du sol étant les principales causes prédisposantes.

A quatre-vingts mètres environ au nord de la partie que je viens de décrire, sur le côté ouest de la route, se trouvent trois maisons formant un seul pâté de bâtiments. Ces maisons se trouvent dans de toutes autres conditions hygiéniques.

D'abord elles sont bâties sur un terrain en pente et toutes leurs eaux s'écoulent facilement jusqu'au caniveau dont j'ai parlé.

En second lieu les fumiers sont situés loin des maisons et des puits.

Il en résulte que rarement, presque jamais les eaux des puits H et AS ne sont rousses. *Elles sont restées limpides tout le temps de l'épidémie.*

Ces conditions différentes expliquent comment l'épidémie a sévi si différemment dans ces deux parties :

En effet, le premier groupe, de beaucoup le plus considérable, se compose de douze maisons comprenant quarante habitants sur lesquels vingt-sept (soit 67,5 %) ont été malades.

Encore parmi les treize indemnes compte-t-on un individu âgé de plus de soixante-dix ans, trois de plus de cinquante-cinq, trois de cinquante, un enfant du premier âge et deux enfants ayant eu la fièvre typhoïde deux ans auparavant.

Le second groupe, moins important, se compose de trois maisons habitées par neuf personnes, sur lesquelles une seulement, à la fin de l'épidémie a eu une forme légère (soit 1.11 %).

Et encore s'agit-il d'une enfant de quatre ans qui a sûrement été chez les voisins, qui y a probablement mangé et bu et pour laquelle on pourrait, d'ailleurs, invoquer la contagion directe.

Ces faits me paraissent assez éloquents pour me dispenser d'insister.

Conclusions.

Il me parait résulter des faits précédents que :

1º La fièvre typhoïde est à l'état endémique dans le pays ; que cela est dû à :

Le peu de pente du terrain.

La nature du terrain formé d'une mince couche de terre végétale au-dessous de laquelle se trouve la banche.

La structure feuilletée de cette banche, sa disposition stratifiée, inclinée, la facilité avec laquelle les agents atmosphériques l'attirent et les racines des plantes la pénètrent.

La structure des puits non maçonnés à l'intérieur.

Toutes conditions qui facilitent l'infiltration des eaux et leur pénétration dans les puits.

Le voisinage des puits et des fumiers.

L'usage de déposer toutes les ordures au fumier.

Conditions qui font que les eaux qui s'infiltrent sont chargées de matières organiques en décomposition, provenant de matières fécales et de fumier d'animaux.

L'absence de sources qui fait que les puits ne renouvellent leur eau que très lentement et gardent les impuretés qui ne peuvent traverser la pierre par filtration, lorsqu'elles ont, une fois, pénétré dans le puits.

2° Il y a eu, pendant l'automne de 1886, dans le village de Romagné, une épidémie ou recrudescence de fièvre typhoïde; que cette épidémie est due:

Aux causes générales signalées plus haut, favorisées par le grand nombre des fumiers, la stagnation des eaux chargées de purin et baignant la margelle des puits, etc. (causes prédisposantes).

Aux pluies abondantes et continues qui ont signalé l'automne de 1886, qui ont lavé les fumiers, entraîné les matières délayables et les ont portées jusque dans les puits.

Faits mis encore plus en évidence par l'immunité presque complète d'une autre partie du village qui se trouvait dans des conditions hygiéniques différentes.

A côté de ces faits généraux se trouvent deux cas pouvant se rapporter à la contagion directe et un dans lequel on voit trois ans de suite le même individu avoir la fièvre typhoïde après avoir travaillé à l'enlèvement des vases du canal.

N. B. — Je crois bon de signaler en terminant que la partie du village de Romagné qui a été si éprouvée est dirigée de l'ouest à l'est ; que, pendant tout le temps de l'épidémie il y a eu de gros temps de nord-ouest, ouest et sud-ouest ; que la mer est à cinq kilomètres à l'ouest ; qu'on ne peut donc, en aucune façon, accuser les vents ni les faire entrer pour quoi que ce soit dans la production de l'épidémie.

Saint-Xandre, 1887.

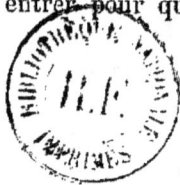

Dr PURREY.

Plan du Village
DE ROMAGNÉ

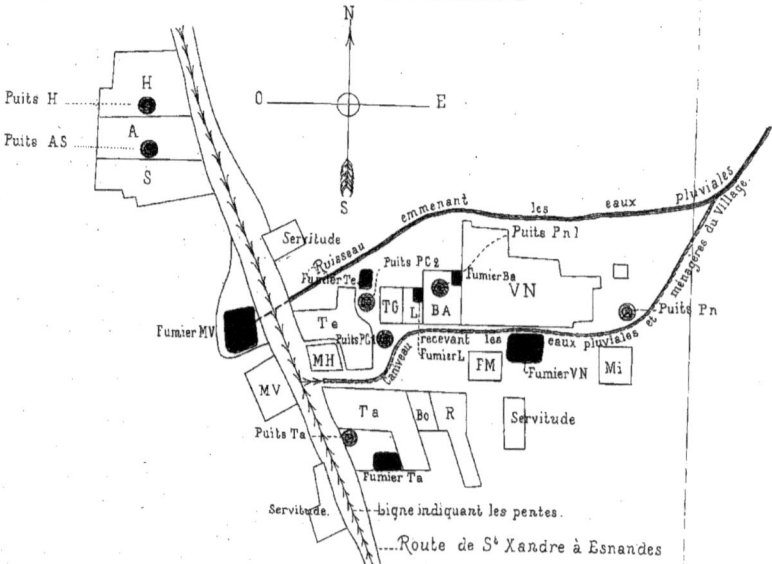

Puits H

Puits AS

N

O   E

S

Servitude

emmenant   les   eaux   pluviales

Puits Pn1

et ménagères du village

Ruisseau

Puits PC 2

Fumier Te

Fumier Ba

VN

Fumier MV

Te

TG L BA

Puits Pn

Puits PC1

recevant les   eaux pluviales

MH

Fumier L

FM

Fumier VN

Mi

MV

Ta   Bo   R

Servitude

Puits Ta

Fumier Ta

Servitude

Ligne indiquant les pentes.

Route de St Xandre à Esnandes

Rapport sur une épidémie de fièvre typhoïde (Dr PURREY)

R.F.

OBSERVATION D'ASCITE D'ORIGINE CARDIAQUE

65 PONCTIONS

Par le Dr Purrey

———

La femme C..., habitant les environs de Saint-Xandre, est âgée de 57 ans.

Elle n'a jamais eu de grands rhumatismes. Sa mère n'était pas non plus une grande rhumatisante ; en revanche, son père est mort d'une maladie de cœur d'origine rhumatismale avec de l'ascite et un œdème considérable qui, des membres inférieurs avait gagné le tronc.

A l'âge de trente-cinq ans elle a eu un avortement suivi de métropéritonite. Elle en a souffert plusieurs mois. Depuis cette époque d'ailleurs, elle a peu ou prou toujours souffert du ventre.

Il y a quinze ans environ qu'elle a commencé à être gênée par des palpitations. A partir de ce moment elle a souvent éprouvé des troubles dans la circulation pulmonaire, s'enrhumant sans motifs et éprouvant la plus grande difficulté à se débarrasser de bronchites interminables. Elle a été soignée par plusieurs médecins et notamment par mes prédécesseurs de Saint-Xandre.

Elle prétend s'être aperçue que *son ventre* était augmenté de volume alors que ses jambes n'étaient pas gonflées. Il est possible, je crois qu'elle ait eu pendant longtemps de l'œdème des extrémités inférieures et n'y ait pas fait attention, préoccupée par l'augmentation du volume abdominal.

Quoi qu'il en soit, lorsque je l'ai examinée j'ai constaté en même temps les signes stethoscopiques d'une affection cardiaque, de l'œdème des membres inférieurs et de l'ascite.

Après avoir vainement essayé des purgatifs drastiques, des vins diurétiques, et surtout du régime lacté prolongé, après avoir retardé autant que je l'ai pu, j'ai dû, devant la suffocation imminente, faire une ponction laquelle a donné douze litres de liquide. Cette ponction a dû être renouvelée une quinzaine de jours après, puis, dix jours, puis tous les huit jours. Aujourd'hui la malade ne peut rester plus de huit jours sans être ponctionnée et à chaque fois la ponction a amené dix litres de liquide. Je n'ai jamais voulu vider complètement la cavité péritonéale et ai toujours fait mettre une ceinture très serrée sur l'abdomen après la ponction. Je l'ai ainsi ponctionnée *soixante-cinq fois*.

Etat actuel. — Le facies est cachectique, le teint pâle, la figure amaigrie, etc.

L'œil gauche est atteint de cataracte ; la malade y voit un peu seulement de l'œil droit, lui-même atteint de la même maladie à un degré moins avancé.

(Avant la ponction). L'abdomen est très volumineux, il n'a point la forme ovoïde ; il est aplati dans sa partie médiane et plus saillant vers les flancs lorsque la malade est dans le décubitus dorsal. Vers l'ombilic, bien que les parois abdominales soient infiltrées, on constate une sonorité qui va en disparaissant à mesure qu'on se rapproche des flancs. Le changement de position fait retrouver cette sonorité au point le plus élevé ; à gauche quand la malade se couche sur le côté droit, à droite quand elle se couche sur le côté gauche.

Les veines sous-cutanées de l'abdomen sont dilatées et flexueuses mais moins que dans beaucoup de cas.

(Après la ponction). On peut constater que le foie a plutôt diminué qu'augmenté de volume.

Les membres inférieurs sont très œdématiés surtout lorsque la cavité péritonéale est pleine de liquide. Ils diminuent un peu de volume après la ponction.

Les radiales sont flexueuses, sans incrustations. Le pouls est irrégulier. Il y a une intermittence toutes les quatre ou cinq pulsations.

La pointe du cœur bat dans le sixième espace intercostal à deux centimètres et demi en dehors du mamelon.

A l'auscultation, outre les intermittences et les irrégularités, on trouve un bruit anormal ; c'est un bruit de souffle doux quoique bien marqué, couvrant le grand silence et la systole ventriculaire, ayant son maximum à la pointe et se propageant vers l'aisselle (bruit de souffle présystolique et systolique). A la base il n'y a pas de bruit anormal ; j'ai cru pouvoir conclure à une affection mitrale (insuffisance avec rétrécissement).

La malade étant presque toujours couchée il existe de l'hypostase pulmonaire.

Caractères du liquide.

M. Michau, pharmacien, a bien voulu, à ma prière, analyser le liquide ascitique de ma malade. Je l'avais prié de rechercher si ce liquide ne contenait pas d'urée ; je croyais que la malade ne rendait (elle me l'avait dit) qu'un verre d'urine par jour ; et comme elle n'avait pas eu d'accidents urémiques, je désirais savoir si l'élimination de l'urée ne se faisait pas par une autre voie et notamment par le péritoine. M. Michau n'a pas trouvé d'urée dans le liquide ascitique ; alors j'ai fait garder toute l'urine rendue par la malade et ai vu qu'elle rend en moyenne un litre par jour.

Voici le résumé du consciencieux travail de M. Michau, que je remercie de son aide obligeante.

Dépôt. — Nombreux vibrions animés.

Nombre considérable de gouttelettes graisseuses libres ou adhérentes à des filaments fibrineux ou à des cellules incolores. Ce sont ces globules graisseux qui donnent au liquide l'aspect opalin.

Quelques leucocytes.

De rares globules sanguins.

Liquide. — Densité, 1.009.

Réaction à peine acide.

Pas d'urée.

Pas d'acide urique.

Phosphates (traces).

Pas de sulfates.

Abondance de chlorures.

Dosage. — Eau	992.25
Albumine	8.72
Chl. de sodium	7.80
Ph. alcalins	0.082
Indéterminées	0.148
Total	1009.000

La quantité d'albumine perdue est, en moyenne, de **12 gr. 45** par jour.

La composition de ce liquide, dit M. Michau, d'après Bizzozzero et Firket, est celle *d'un liquide ascitique correspondant à une stase veineuse générale avec hydrémie modérée.* Les mêmes auteurs citent le cas d'un malade dont le liquide ascitique correspondait à celui-ci pour la proportion d'albumine et qui a subi 59 (cinquante-neuf ponctions de 18 (dix-huit) litres chaque fois, perdant 21 (vingt-et-un) grammes d'albumine par jour.

Conclusions.

J'avais pris l'observation de cette malade et prié M. Michau de faire l'analyse du liquide péritonéal, pensant, comme je l'ai dit plus haut, que ce liquide devait contenir de l'urée. Quoi qu'il n'en soit rien, je crois que cette observation présente quelques points intéressants qui sont :

L'apparition hâtive de l'ascite et retardée de l'œdème des membres inférieurs ;

L'absence d'augmentation de volume du foie ;

Et surtout la résistance du sujet qui pauvre et nourrie de l'ordinaire peu substantiel des gens de la campagne a pu, pendant dix-huit mois, résister à la perte de 12 grammes et demi d'albumine par jour.

Il faut dire que les fonctions digestives se sont, en général, bien exécutées ; mais que, cependant, j'ai eu, à trois reprises différentes à combattre de la diarrhée lientérique liée à de la dyspepsie.

(Depuis que j'ai eu l'honneur de présenter à la Société de médecine et de chirurgie de la Rochelle l'observation de la femme C..., j'ai eu à ponctionner cette malade cinq fois encore. Le nombre des ponctions s'élève aujourd'hui à soixante-dix ; tout me fait croire que j'en aurai encore plusieurs à faire.)

Saint-Xandre, 1887.

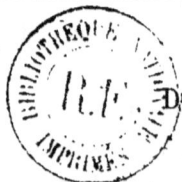

Dr PURREY, d.-m.-p.

SYNCOPES PROVOQUÉES

Par l'absorption de faibles doses de quinine, disparaissant par le décubitus dorsal

PAR LE Dr .PURREY

M. C..., auprès duquel j'ai été appelé dans les premiers jours de mai, paraît robuste. Il a cinquante-huit ans ; taille 1m80. Le thorax et les membres sont très developpés ainsi que le système musculaire.

Malgré les apparences, il est souvent malade. Il a été soigné il y a six ans par M. le Dr Perrineau et M. le Dr Boireau, pour une broncho-pneumonie qui a duré très longtemps (six mois environ en deux périodes de deux à trois mois chacune, séparées par un intervalle de mieux d'un mois).

La circulation ne se fait pas très bien chez lui ; la face présente des arborisations veineuses ; le cœur est gros ; le premier bruit de la pointe est dédoublé ; il n'y a pas eu d'œdème des membres inférieurs ; les radiales ne sont pas athéromateuses.

L'appareil respiratoire n'est pas non plus intact ; il y a de l'emphysème, un peu de catarrhe bronchique habituel.

De plus, la moindre variation brusque de température, la moindre impression de froid déterminent une bronchite. Le foie n'est pas gros. Les fonctions digestives s'accomplissent assez bien.

C'est pour une bronchite accompagnée de pleurésie sèche quo j'ai eu à soigner M. C... Comme la fièvre présentait chez lui le caractère de périodicité qu'elle présente très fréquemment dans le pays, surtout à Villedoux, j'ai voulu prescrire de la quinine. M. C... me prévint alors que lorsqu'il avait été malade, il y a six ans le Dr Perrineau lui avait donné de la quinine à deux reprises différentes et avait été obligé d'y renoncer parce qu'aux deux fois (me dit-il) *il s'était trouvé mal*. Je crus à une simple coïncidence, lui dis que j'allais lui donner une faible dose et lui prescrivis quarante centigrammes de sulfate de quinine à prendre vers le milieu de la journée du lendemain et autant pour le jour suivant.

Lorsque je revins, deux jours après, j'appris qu'une heure environ après avoir pris le médicament, il avait éprouvé des bourdonnements d'oreilles; que des nuages lui avaient passé devant les yeux et qu'il avait perdu connaissance. On l'avait couché sur son lit et il était revenu à lui presque aussitôt. Le lendemain il était couché lorsqu'il prit la seconde dose de quinine et n'éprouva rien , *pas même de bourdonnements d'oreilles*.

Frappé de ce fait et ayant à lui administrer de nouveau de la quinine dans le cours de sa maladie ; je lui ai recommandé de rester couché pendant trois heures après avoir pris le médicament. Chaque fois qu'il l'a fait il n'a rien éprouvé ; en revanche, *il a eu deux nouvelles syncopes pour n'avoir pas pris cette précaution*.

Il m'a paru intéressant de signaler cet effet de la quinine, la non apparition et la disparition de la syncope dans la position horizontale. Tout se passe comme dans une syncope due à l'anémie cérébrale. La quinine, dans ce cas, agit-elle en diminuant la contractilité déjà amoindrie du muscle cardiaque et le cerveau ne reçoit-il plus assez de sang ?

C'est l'explication que je me suis donnée n'en ayant pas d'autre. Les bourdonnements d'oreilles que produit la quinine prise à haute dose seraient-ils l'indice d'un commencement de syncope ?

N. B. — La quinine administrée est de la marque Pelletier, Delondre et Levaillant (trois cachets) c'est moi qui l'ai fournie.

Saint-Xandre, 1887.   Dr PURREY, d.-m.-p.

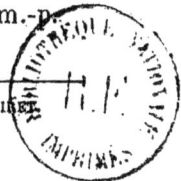

La Rochelle. — Typ. A. Siret.

148